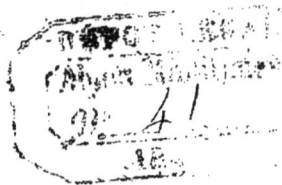

DOCTEUR LALLEMENT

Tuberculose Pulmonaire

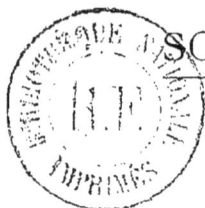

SON TRAITEMENT

ET SA GUÉRISON

PAR

LES INHALATIONS ANTISEPTIQUES

ET LES

INJECTIONS HYPODERMIQUES

DE

SERUM ARTIFICIEL ANIMALISE

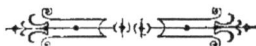

NICE

IMPRIMERIE-STÉRÉOTYPIE SPÉCIALE DU " PETIT NIÇOIS "

43, Boulevard Dubouchage et 15-17, rue St-Michel

1897

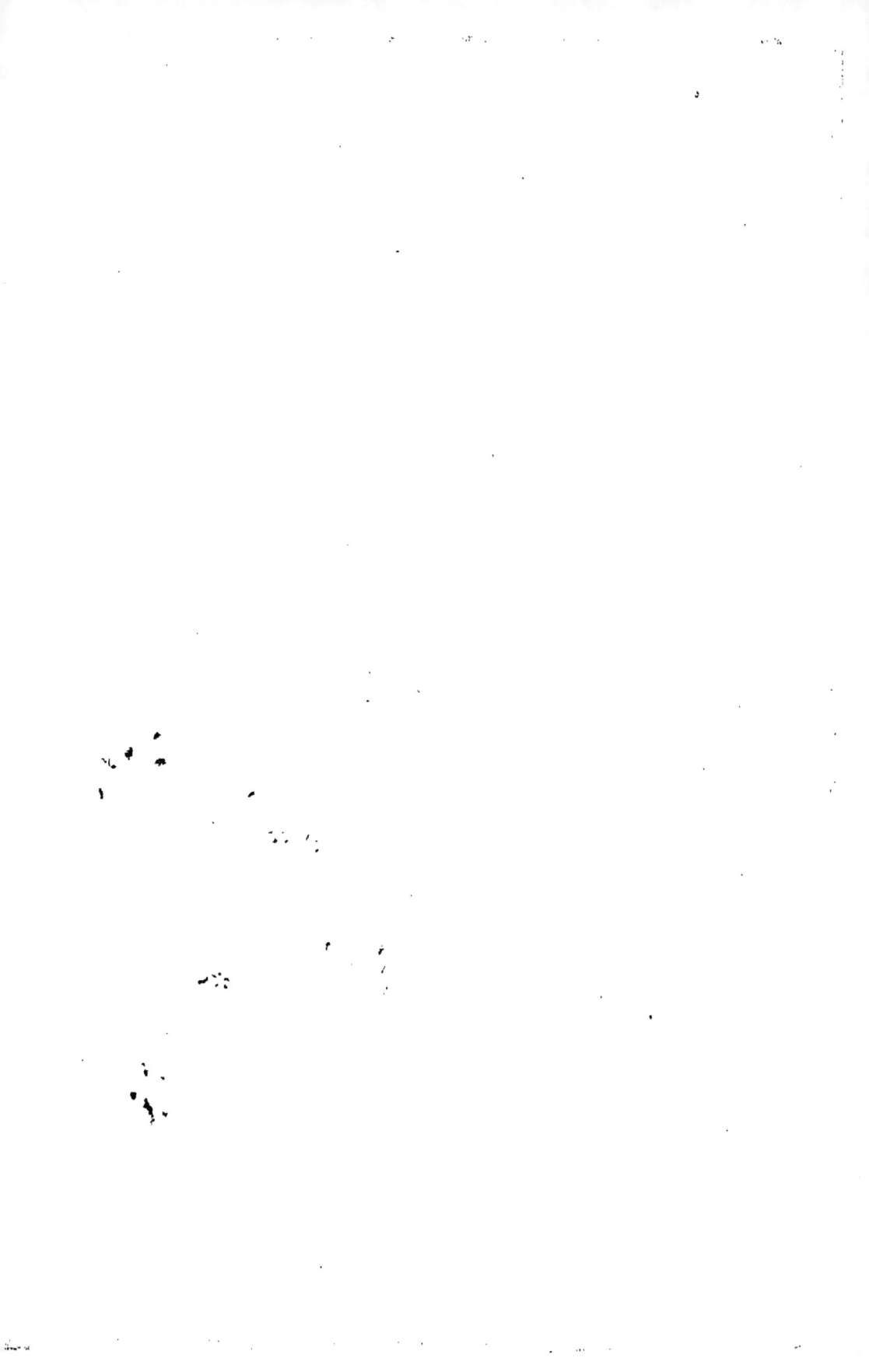

Docteur LALLEMENT

Tuberculose Pulmonaire

SON TRAITEMENT

ET SA GUÉRISON

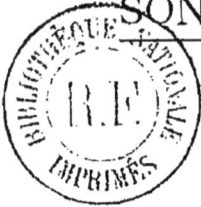

PAR

LES INHALATIONS ANTISEPTIQUES

ET LES

INJECTIONS HYPODERMIQUES

DE

SÉRUM ARTIFICIEL ANIMALISE

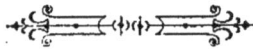

NICE

IMPRIMERIE-STÉRÉOTYPIE SPÉCIALE DU "PETIT NIÇOIS"

43, Boulevard Dubouchage et 15-17, rue St-Michel

1897

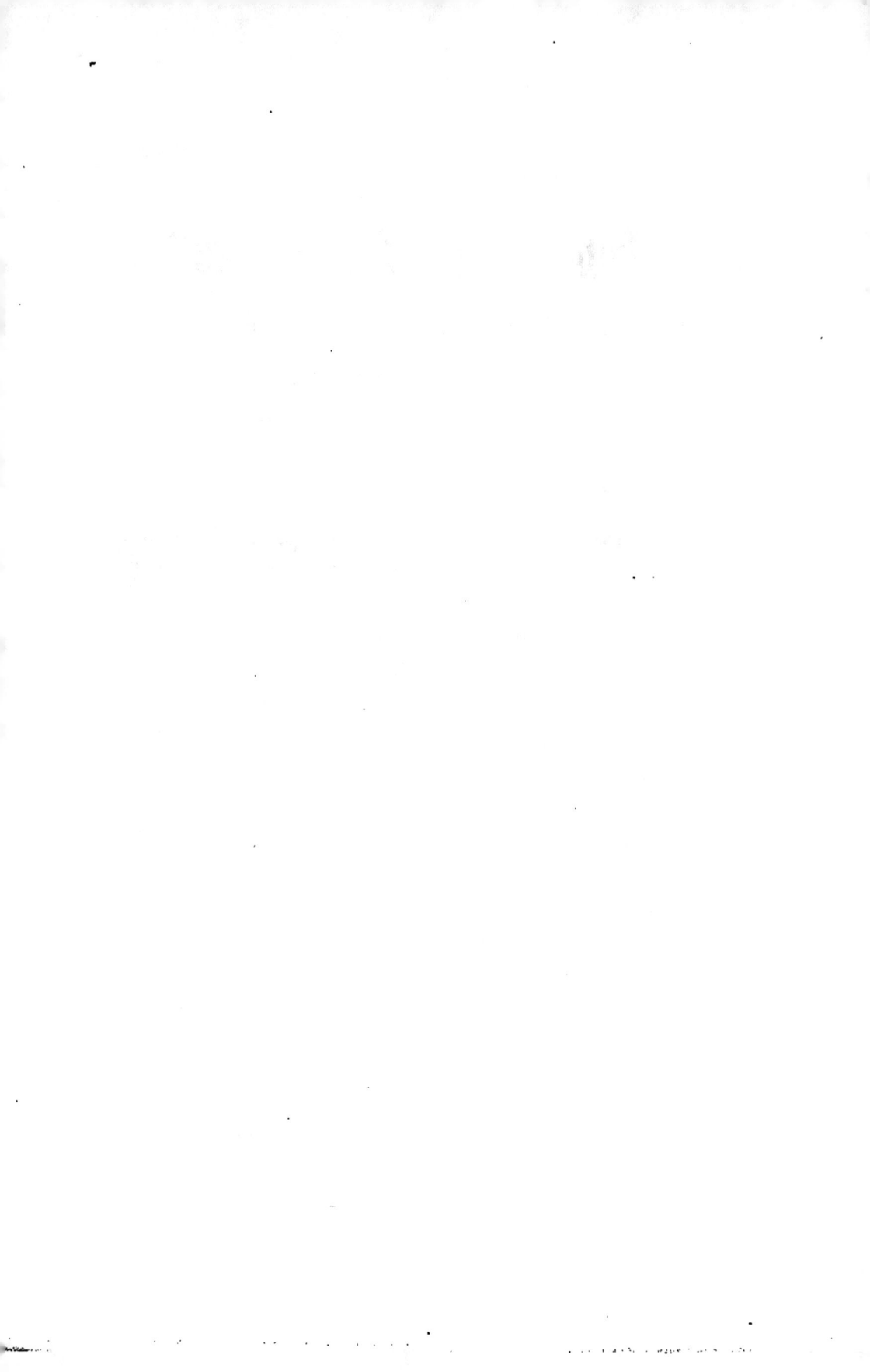

Tuberculose Pulmonaire

SON TRAITEMENT ET SA GUÉRISON

par les inhalations antiseptiques

et les injections hypodermiques de sérum artificiel animalisé

Au moment où, dans tous les pays, dans les grands centres surtout, et à Paris notamment, où toutes les professions, toutes les classes sont représentées, on constate chaque semaine une sensible amélioration de l'état de la santé générale ; quand on y voit diminuer peu à peu comme fréquence, et s'amoindrir comme danger, la plupart des maladies infectieuses et contagieuses, il est à remarquer qu'un groupe d'affections jette encore une note discordante dans cet ensemble satisfaisant.

Jadis, c'était en grand nombre que l'on comptait les cas de fièvre typhoïde, rougeole, scarlatine, variole, coqueluche et diphtérie ; la liste des décès qu'ils entraînaient, était faite pour éloigner à jamais, de nos centres industriels et commerciaux, les jeunes recrues de nos provinces, l'élément de rénovation, de régénétion de nos forces usées ou amoindries.

Aujourd'hui pour ne parler que de Paris, les maladies zymotiques y conservent une rareté exceptionnelle. On est heureux d'y constater, avec M. le docteur Jacques Bertillon, qu'une de ces dernières semaines, la fièvre thyphoïde n'a eu que 7 décès; la rougeole 2; la scarlatine 3; la coqueluche 6 et la diphtérie, autrefois si redoutable, 3 décès; la variole aucun, et cela, sur une population de 2,500,000 habitants.

Et cependant, dans la même semaine on remarque la persistance, l'augmentation même du chiffre des décès causés par la tuberculose. Ainsi la phtisie pulmonaire donne 190 décès au lieu de la moyenne 186; la méningite tuberculeuse, 20 décès; les tuberculoses, autres que celles qui précèdent, 24 décès.

Pourquoi cette différence dans les résultats?

Toutes les précautions possibles ont été prises, toutes les études ont été faites, tout a été mis en jeu, pour arrêter la marche et la propagation de ces fièvres éruptives, de ces entérites, de ces diathèses autrefois peu connues ou délaissées, mais actuellement jugulées, maîtrisées, dominées par une médication énergique, rationnelle, s'attaquant surtout à la cause, et ne négligeant rien dans le traitement du fond et de la forme, des symptômes généraux et des accessoires.

*
* *

Comment se fait-il qu'il n'en ait pas été de même pour la Tuberculose ?

C'est d'abord que la plupart des affections dénommées ci-dessus, tout en admettant un traitement général commun à beaucoup d'autres états, se laissent facilement combattre par un traitement local, facile à appliquer, ne lésant, par son application même, aucun organe de première importance.

L'isolement a été excellent pour la plupart d'entr'elles. La fièvre typhoïde, la diphtérie, ont leurs services hospitaliers spéciaux; on isole autant que possible les rubéoleux et les scarlatineux.

Or, en ce qui concerne la tuberculose, — et je parle surtout de la phtisie, de la tuberculose pulmonaire, — toutes les précautions ont bien été prises pour en éviter la contagion ; mais qu'a-t-on fait pour la combattre dans sa marche, pour enrayer cette effroyable maladie, qui chaque année enlève plus de 150,000 victimes, sur les 500,000 individus régulièrement atteints, nous causant ainsi un préjudice d'autant plus grave que les décès se produisent habituellement de 15 à 35 ans, c'est-à-dire à l'âge le plus utile de notre existence ?

Dans l'un de ses derniers numéros, le journal *Le Figaro* publiait un article signé de notre confrère le Docteur Maurice de Fleury, et commençant ainsi : « Le jour où Sa Majesté

la Reine de Portugal fit à l'Institut Pasteur
la visite que notre collaborateur a racontée,
MM. Duclaux et Roux lui montrèrent toute
une exposition de microbes et de vaccins.
A un moment, comme la reine Amélie se
courbait sur un microscope, et demandait
l'explication de ce qu'y rencontraient ses yeux,
on lui apprit que c'était là des colonies de
bacilles de Koch, l'agent actif de la Tuberculose.
Et chacun fût frappé de la douloureuse expres-
sion dont s'était voilé son visage, quand elle
redressa sa svelte et haute taille pour dire à
ceux qui l'entouraient : — Ça, c'est le plus
terrible mal, n'est-ce pas vrai ? On en meurt
beaucoup à Lisbonne.... à Paris aussi, n'est-ce
pas ? — Et l'on citait le chiffre des statistiques
officielles : 11.000 phtisiques sur un total de
5o.ooo décès. » C'est qu'en effet cette question
des ravages exercés par la Tuberculose dans
toues les classes de la Société, prime toutes les
autres, et qu'à l'heure actuelle son étude s'im-
pose.

*
* *

Qu'est-ce que la Tuberculose ?
Autrefois, toute affection des poumons, lors-
qu'elle était accompagnée d'expectoration puru-
lente, abondante et de fièvre hectique, dès lors
aussi qu'elle était chronique dans sa marche

et mortelle dans sa terminaison, portait le nom de phtisie pulmonaire.

Maintenant encore, le terme de phtisie persiste, synonyme de consomption, désignant une maladie dans quelques-uns de ses symptômes qui sont loin d'en être les caractéristiques.

Or, la Tuberculose est une maladie infectieuse, transmissible de l'homme aux animaux, et d'une espèce animale à l'autre; maladie essentiellement spécifique, ayant toujours les mêmes caractères fondamentaux, en dépit de la diversité de ses aspects présentant toujours, et dans toutes ses manifestations, un micro-organisme nettement défini : le bacille de Koch.

Ce bacille, dont la présence est facile à reconnaître, dans toutes les lésions tuberculeuses, se retrouve en abondance dans les crachats.

On peut l'isoler, le montrer à tous les yeux, déceler sa présence, dans les cas qui paraissent les plus douteux, quand les signes, fournis par la percussion et l'auscultation, ne donnent pas de renseignements suffisants.

Ce bacille, cause première de la contagion, peut se rencontrer également dans le lait, dans la chair même des animaux atteints; venir infecter ainsi, *par absorption directe*, les individus dont l'organisme se trouve, pour des raisons multiples que nous exposerons plus loin, dans un état particulier de réceptivité.

Il serait trop long de nous étendre sur les nombreuses théories successivement admises par les représentants de tant d'écoles, depuis Hippocrate jusqu'à nos jours, pour expliquer la nature de la Tuberculose et combattre ou affirmer son unité, sa spécificité. Disons cependant que c'est à l'un de nos maîtres de France, à Villemin, que revint l'honneur de trancher la question.

En 1865, Villemin déclara que la Tuberculose était inoculable, et pouvait être transmise de l'homme aux animaux ; et Koch, en 1882, en isolait le microbe.

La cause était connue ; les symptômes concomitants sur lesquels s'était surtout portée l'attention de nos devanciers, persistaient encore, mais en seconde ligne ; toute la maladie reposait désormais sur ce caractère virulent et microbien ; toutes les attaques, tous les efforts devaient être dirigés contre lui.

C'est une maladie qui frappe tous les milieux, toutes les classes, et notamment les agglomérations, les centres ouvriers, les populations d'ateliers, les gens confinés dans des milieux où l'air n'est pas suffisant ou remplis de poussières ; les surmenés physiquement et moralement ; les anémiés surtout, de quelque source que provienne la diminution de leurs forces.

Et qu'ils sont nombreux les cas d'infection et de contagion !

D'abord, chez les humbles. L'ouvrier dans son atelier mangeant mal, faisant parfois des excès de boissons, exposé souvent à des refroidissements subits. La femme, attelée à sa machine à coudre, se surmenant pour faire face aux besoins de son intérieur, dormant mal, exténuée par son labeur quotidien et le fardeau renouvelé de la maternité.

La jeune fille anémiée dès son bas-âge, plus anémiée encore à l'apparition des règles, qui bientôt sont difficiles, insuffisantes, et font place à la congestion d'autres organes.

Et chez les riches : les favorisés de la fortune, atteints dans leurs forces vives, à la suite des excès de toute nature : veillées, bals, soirées, théâtres, surmenage par tous les bouts.

Chez les pauvres et chez les riches, le séjour près d'un malade atteint de Tuberculose, les rapprochements, les caresses, la contagion par les crachats.

* *

Que ne pourrions-nous pas dire de la Tuberculose congénitale et de la Tuberculose latente ?

Les faits cliniques sont là, qui démontrent que « l'hérédité du terrain » existe, si « l'hérédité de la graine » n'a pas l'importance prédominante qu'on a voulu lui attribuer.

C'est donc une maladie bien terrible, que cette Tuberculose, frappant pauvres et riches, mais surtout les pauvres ou les dégénérés ; terrible surtout parce qu'elle frappe à l'âge le meilleur, et que longtemps on l'a considérée comme incurable.

N'était-il donc pas possible de la combattre ? Nos auteurs les plus autorisés se sont depuis longtemps prononcés à ce sujet.

N'avons-nous pas vu des ulcérations tuberculeuses se cicatriser dans l'intérieur du poumon, et ne laisser ensuite, jusqu'à la mort du sujet, aucune trace de leur existence ? — Que ce soit par transformation fibreuse, il n'en est pas moins vrai que la phtisie est curable.

Nos professeurs Bouchard, Jaccoud, Cornil, Hérard, Grancher, Hutinel, Brouardel et d'autres encore, tous spécialistes en la matière, admettent la curabilité de la phtisie. Mais par quels moyens y arriver ?

Quelles ont été les différentes médications dirigées contre cette maladie spécifique ?

Quels ont été les résultats atteints ?

Quelles sont les conditions qui la rendent plus menaçante ? Quelles sont celles qui peuvent en abréger ou en augmenter la durée ?

Existe-t-il pour la combattre un moyen efficace et simple à la fois ?

Répondre à ces questions, c'est résoudre l'un des problèmes les plus intéressants de l'époque actuelle. Nous allons essayer de le faire.

Pendant longtemps, on a désespéré de tout moyen, non seulement de guérir, mais même d'améliorer l'état des phtisiques ; on condamnait fatalement ces malheureux ; on se bornait à chercher un soulagement aux principaux des symptômes qu'ils présentaient.

Puis, avec les nouvelles données pathologiques, on s'enhardit. L'histologie devait bientôt élargir le champ des expériences et des découvertes utiles.

Successivement ont été prônés comme moyens héroïques, l'aérothérapie et l'hydrothérapie, l'alimentation spéciale et la suralimentation, médications ayant certainement leur valeur symptomatologique mais absolument insuffisantes.

On fit un pas de plus ; le bacille, cause première des lésions tuberculeuses étant connu dans son existence et ses mœurs, on s'efforça d'empêcher toute contagion de se produire ; l'isolement des malades, la désinfection des crachats, des linges, des vêtements, des tentures ; la ventilation ; la cuisson suffisante des aliments pouvant contenir le bacille pathogène, tout fut mis en jeu pour éviter la contagion directe ou indirecte.

Tout cela n'était qu'imparfait, qu'insuffisant contre une maladie si tenace, si difficile à atteindre dans ses derniers retranchements.

Aussi les résultats n'ont-ils été qu'illusoires,

1 ·

et tout à fait incomplets, tant que l'on n'eût pas comme principal objectif la destruction sur place de l'élément microbien, cause principale de l'infection.

La médication parfaite, idéale, doit comprendre trois points :

1º Enrayer la marche de la maladie chez le malade atteint ;

2º Préserver l'entourage ;

3º Prévenir la maladie chez les prédisposés.

Pour ce faire, l'étude des conditions dans lesquelles la Tuberculose se développe et se propage est indispensable.

* *
*

Nous avons déjà montré l'influence de l'âge et des causes débilitantes ; à un autre point de vue, le froid humide, toutes les causes de refroidissements ; le séjour dans des endroits marécageux, l'air confiné, l'air ruminé de Peter, toutes les agglomérations, toutes les poussières contaminées ou non contaminées chez les non atteints, déterminantes chez ceux qui naissent avec la tare originelle, l'hérédité du terrain.

Il existe une constitution tuberculeuse, à l'influence de laquelle vient s'ajouter la contagion possible, directe ou indirecte, une tuberculose congénitale, latente souvent, mais qui ne demande qu'à exercer ses ravages, si l'équilibre entre les forces de l'individu et les moyens d'augmenter sa résistance vient à faire défaut.

Que ne dirions-nous pas, en outre, des congestions complémentaires, si fréquentes chez les jeunes filles atteintes de dysménorrhée; chez les femmes à l'époque critique de la ménopause; chez les hommes qui voient disparaître subitement un flux hémorrhoïdal ?

Et des maladies générales prédisposantes : scrofule, diabète, cancers, et toutes affections entraînant une gêne, une diminution de la nutrition ? Enfin, il est un grand rôle joué par les inflammations catarrhales localisées, bronchites, grippe, pleurésie, pneumonie, portes d'entrée du redoutable fléau.

Est-il besoin de dessiner le tableau des symptômes que présente dans son incubation et dans sa marche, cette terrible maladie ? Chacun a sous les yeux son début, toujours insidieux: la toux, l'amaigrissement, les sueurs nocturnes, symptômes du début, se compliquant bientôt des signes non équivoques donnés par la percussion et l'auscultation, et des accidents, si graves parfois, apparaissant coup sur coup et pouvant entraîner la mort la plus rapide, hémoptysies, syncopes, fièvre hectique ; en tous cas, anorexie, dyspepsie, vomissements, et souvent diarrhée. Le malheureux n'est plus seulement un danger continu pour son entourage ; il s'empoisonne lui-même et subit tous les troubles dûs à une auto-inoculation infectieuse, pour en arriver à la consomption, au marasme, à une véritable autophagie.

Pour enrayer la marche de la Tuberculose, on a employé successivement l'air pur dans les climats d'altitude, la gymnastique respiratoire ; l'hydrothérapie et le système de l'alimentation réparatrice ont compté de nombreux partisans.

Pour prévenir la maladie chez les prédisposés, on évita l'usage du biberon chez les enfants ; on choisit de vigoureuses nourrices ; on utilisa les travaux des champs ; on activa, par tous les moyens, les mouvements respiratoires ; on fit des paysans de ces petits citadins qui n'auraient fait que s'étioler dans leurs salons, au milieu de leur luxe et de leurs richesses.

Et l'on obtint des résultats, mais si incomplets, si inconstants, si aléatoires, qu'il était de règle de considérer comme fatalement perdu, tout individu présentant les symptômes de la Tuberculose à un degré assez marqué. On pouvait les soulager, les « prolonger », comme on le dit encore, mais ce n'était qu'affaire de temps, et la mort arrivait plus ou moins rapidement.

*
* *

En quoi péchaient toutes ces médications ? Quel était leur défaut capital, annihilant tant d'efforts sérieux dans une lutte si intéressante ?

La nature essentiellement microbienne de la Tuberculose devait déterminer son traitement ; il fallait poursuivre le bacille jusqu'au fond de son repaire : il fallait pratiquer surtout et toujours l'antisepsie des voies respiratoires.

L'idée était admise. Tous les antiseptiques furent mis en réquisition : créosote, gaïacol, eucalyptol, iodoforme, terpine, l'acide fluorhydrique même, furent employés, et l'on n'obtint qu'un résultat imparfait, parce que chacun de ces antiseptiques pour quelques avantages qu'il présentait, entraînait avec lui de nombreux inconvénients.

Tantôt c'était le poumon qui ne pouvait supporter une action irritante de longue durée ; tantôt c'était l'estomac qui ne tolérait pas les préparations créosotées ou autres ; puis la diarrhée venait aggraver la situation, et le pauvre tuberculeux était en proie à toutes les transes possibles, s'il voulait poursuivre son traitement. Il fallait un antiseptique des voies respiratoires, mais il fallait surtout que son application fût facile, et qu'il pût être bien supporté par tous les malades, quelque grave que fût leur état.

En dehors des lésions organiques et des désordres secondaires qui en dérivent, il existe, dans le sang des tuberculeux, un principe infectieux qui empêche l'entretien et la rénovation des activités vitales. Il faut donc dans le traitement de la tuberculose, tenir compte non seulement des lésions locales du poumon, produites par l'évolution des tubercules, mais *aussi d'un état général d'intoxication lente de l'organisme, dû au passage dans le sang des toxines sécrétées par le bacille de Koch, intoxication qui se révèle par les divers désordres fonctionnels qui compliquent l'état général des phtisiques, en dehors des lésions des organes de la respiration.*

C'est cette intoxication qui rend le terrain de plus en plus favorable au progrès de la maladie, et qui oppose à tous les agents thérapeutiques un obstacle insurmontable. Pour s'en convaincre, qu'on veuille bien se reporter aux leçons professées par le docteur Potain. Dans une de ces leçons, ayant à parler des désordres dyspeptiques, gastralgie, gastrites, vomissements, constatés par lui chez plusieurs tuberculeux, l'illustre professeur déclara qu'il faut chercher la cause de ces symptômes, dans l'*agent chimique* ou *vivant* provenant de la suppuration des cavernes, lequel se transmettrait au moyen des crachats inconsciemment avalés, ou par *la voie du sang.*

Nous pouvons donc considérer à bon escient la phtisie pulmonaire comme une maladie relevant de deux causes, une primitive et l'autre secondaire; la première, c'est la lésion microbienne localisée aux poumons; la seconde, c'est l'intoxication produite par les toxines secrétées par les bacilles et versées dans le sang.

Ces idées étant admises, nous en pouvons conclure que la cure de la phtisie pulmonaire doit avoir un double but et se réaliser par deux moyens.

1° Détruire l'intoxitation générale de l'organisme et réveiller l'activité des fonctions de nutrition;

2° Combattre et détruire l'état bacillaire. Nous atteignons le premier but par des injections de sérum artificiel animalisé; le deuxième par des inhalations d'aldéhyde formique.

Cette substance, premier terme de la série aldéhydique, se présente à l'état de dissolution aqueuse concentrée, sous forme d'un liquide incolore, d'une odeur piquante, excitant le larmoiement. Ses propriétés ont été étudiées par MM. Trillat, Berlioz, Stahl, Blum, Miquel; il n'est pas toxique, sa puissance antiseptique est supérieure à celle du sublimé; à l'état gazeux, il donne des résultats bien supérieurs à ceux des essences antiseptiques.

Le Dr Miquel a comparé les pouvoirs infertilisants du sublimé et de l'aldéhyde formique, et il a conclu qu'une solution de sublimé au millième équivalait à peine, au point de vue antiseptique, à une solution d'aldéhyde formique à 1/2000.

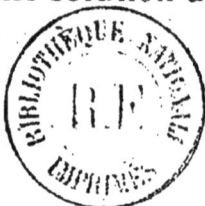

Toutefois, un grave problème se posait, difficile à résoudre : l'aldéhyde formique, même mélangé à de grandes quantités d'air, provoque très rapidement de la toux, de l'éternuement et un larmoiement extrême. M. Vigon, pharmacien à Nice, est parvenu à tourner la difficulté en faisant passer dans une solution d'aldéhyde formique, au moyen d'un petit appareil spécial, un courant d'oxygène ozonisé.

Il était naturel qu'on songeât à utiliser l'action de l'ozone sur certaines maladies, caractérisées par un appauvrissement très marqué du sang ; cette action devait vraisemblablement être beaucoup plus puissante dans l'organisme humain que celle de l'oxygène pur, dont l'emploi a été si généralisé pour la guérison de certaines affections, l'air ozonisé agissant non seulement par ses propriétés oxydantes sur la nutrition générale, mais aussi par ses propriétés antiseptiques et germicides.

Dans le traitement de la Tuberculose, grâce à l'appareil Vigon, l'aldéhyde formique est porté aux poumons, par le courant d'oxygène ozonisé et y fait une sorte de lavage antiseptique.

L'aldéhyde formique, rendu ainsi respirable, ne constitue-t-il pas un véritable poison ? Non, les expériences de MM. Berlioz et Trillat, confirmées par les recherches du Dr Blum, ont démontré que cet aldéhyde jouit, vis-à-vis des espèces animales, d'un pouvoir toxique bien inférieur à celui des antiseptiques qui pourraient lui être comparés comme activité (1).

*
* *

La 2e partie du traitement se compose d'injections hypodermiques de sérum artificiel animalisé.

Ce sérum est une solution composée de chlorure de sodium, sulfate de soude, acide phénique *neigeux*, eau distillée. Les sels doivent être chimiquement purs ; la solution doit être filtrée et stérilisée à 120. A cette solution, M. Vigon ajoute une quantité donnée de sérum de bouc qui est, comme chacun sait, à peu près réfractaire à la tuberculose ; ce sérum, préparé avec des appareils spéciaux, d'après les principes de Brown-Séquard, a la propriété de s'opposer au développement et à l'évolution des bacilles de la Tuberculose, par action antagoniste, en constituant un état bactéricide qui est la condition essentielle de la guérison.

L'effet de ce sérum artificiel animalisé, qui doit être donné chaque jour, à la dose de *dix grammes pour chaque injection*, n'est pas seulement

---

(1) M. Vigon prépare l'aldéhyde formique au menthol et eucalyptol ; cette préparation porte le nom de formaldéhyde n° 2 pour le distinguer de l'aldéhyde formique ordinaire du commerce. Son formaldéhyde n° 1 est pur, sans aucune adjonction d'essences.

de mettre dans les vaisseaux sanguins du liquide, d'exciter le cœur, de remonter la pression artérielle, mais son rôle principal est autrement important, car il charrie les virus, les substances toxiques du sang vers les émonctoires naturels de l'organisme, ranime l'hématose, enfin il neutralise les toxines et réforme le sang du malade. Son élimination se fait ensuite par les glandes salivaires, par les intestins, sans être jamais nuisible à ces émontoires, et cette élimination est toujours accompagnée des principes nocifs répandus dans le sang.

Injections hypodermiques
de sérum artificiel animalisé

Pour faire ces injections, il faut avoir une seringue à injections sous-cutanées, de la capacité de 10 centimètres cubes, modèle du Dr Roux. La seringue étant bien propre, prendre un peu d'eau phéniquée à 3 o/o ou de l'eau bouillie, dans un petit verre à liqueur ; en tirant et appuyant alternativement sur le piston, aspirez et refoulez plusieurs fois cette eau dans la seringue ; jetez l'eau phéniquée ; dans ce même verre, mettez une petite quantité de sérum ; plongez-y le petit bout de la seringue, tirez le piston pour aspirer le liquide, poussez légèrement le piston, en tenant la seringue droite pour en chasser l'air ; adaptez-y l'aiguille qui aura été flambée ou passée à l'eau phéniquée.

Avec un petit tampon de ouate hydrophile, imbibé d'éther, lavez la partie où vous allez faire la piqûre, pour l'anesthésier un peu ; avec le pouce et l'index de la main gauche, pincez la peau en la soulevant légèrement ; d'un coup sec introduisez, avec la main droite, l'aiguille sous la peau ; poussez le piston pour chasser le liquide, retirez l'aiguille ; avec le tampon de ouate massez légèrement d'abord, puis plus fortement jusqu'à ce que le liquide soit absorbé.

L'opération finie, bien laver la seringue et l'aiguille à l'eau phéniquée ou bouillie, essuyer soigneusement pour éviter la rouille. Avoir soin de tenir toujours le flacon de sérum bien bouché pour que le liquide ne s'altère pas au contact de l'air.

En prenant ces précautions il n'y aura jamais ni abcès, ni phlegmons, le sérum Vigon étant préparé avec les précautions les plus minutieuses et des produits absolument purs (1).

---

(1) M. Vigon ne pouvant garantir que les produits de sa fabrication, prière de n'accepter que les flacons portant son nom et sa marque. Quelques industriels peu scrupuleux, ayant mis dans le commerce un sérum quelconque, où manque le sérum animal, préparation fort longue et difficile à faire. M. Vigon croit devoir en prévenir les malades.

Les injections se feront de préférence à la cuisse, sur la peau du ventre ou au dos, *entre les deux omoplates.*

Inhalations antiseptiques d'aldéhyde formique ou formaldéhyde

(Pour la manière de les faire, voir la notice à la fin de la brochure).

Régime

Lait, œufs frais, beurre, foie gras, sardines à l'huile, gras de jambon, viande saignante, huîtres, farine de lentilles. Vins généreux: de temps en temps quelques verres de bonne et vieille eau-de-vie.

En résumé, alimentation aussi tonique et aussi active que possible, en multipliant le nombre des repas.

Vêtements.— Porter des gilets de flanelle, des plastrons s'appliquant sur la poitrine. Faire recouvrir les épaules du malade de vêtements légers qui ne gênent pas la respiration.

Que la chambre du malade soit grande, bien aérée, exposée à une bonne orientation ; rejeter les tentures épaisses qui viendraient empêcher

l'air et la lumière d'y pénétrer ; pas de rideaux
qui couvrent le lit et pas d'alcôve.

Tel est dans toute sa simplicité, le traitement
de la Tuberculose pulmonaire, qui a été expéri-
menté à l'asile des jeunes filles tuberculeuses de
Villepinte, et qui a été adopté après les heureux
résultats qu'il y a donnés. Nous ne saurions
mieux terminer cette étude qu'en mettant sous
les yeux de nos lecteurs un passage du rapport
médical présenté le 20 mai 1896 par M. le docteur
Gouël, médecin en chef de l'hôpital de Villepinte, à l'assemblée générale annuelle des bien-
faiteurs de cette œuvre, et de le faire précéder de
quelques observations qui y ont été faites, sous
l'habile direction de M. le docteur Lefèvre, médecin traitant de cet établissement.

I. — Marie B... a été envoyée par moi à Villepinte. Son
père, sa mère et des collatéraux sont morts de phtisie. A
douze ans, elle a sa première bronchite avec crachements
de sang ; de nouvelles hémorragies se succédèrent jusqu'à
l'âge de dix-huit ans. C'est à ce moment qu'elle arrive à notre
maison, amaigrie considérablement, les deux sommets con-
gestionnés, fièvre, sueurs nocturnes, toux persistante, crachats épais, en un mot tous les signes d'une tuberculose
devant évoluer rapidement. Pas de bacilles pourtant. Elle
commence le traitement le 20 juin, injections de sérum, et
le termine le 16 octobre. Quand elle sort de l'hôpital com-

plètement guérie, son poids qui, en entrant était de 60 kilogrammes, est monté à 70 kilogrammes 300.

II. — Marguerite Cl..., vingt et un ans. Entrée le 4 juillet avec une pleurésie ancienne symptomatique, craquements secs à droite et à gauche aux sommets avec souffle cavernuleux ; manque d'appétit complet. Respiration très difficile, toux fatigante, crachats nombreux et bacillaires. Elle cesse le traitement le 26 octobre. De toutes ses lésions pulmonaires, il ne reste qu'une légère submatité aux sommets avec respiration un peu rude. Les crachats ne contiennent plus de bacilles. Quand elle quitte Villepinte, son poids a augmenté de 32 livres: c'est, je crois, le cas le plus frappant que nous ayons eu.

III. — Julie L..., dix-neuf ans, sans antécédents héréditaires, commence le traitement le 14 août. On a constaté à ce moment des craquements secs nombreux du côté gauche et de la congestion du côté droit. Son poids est de 59 kilog. 425. Les crachats, peu nombreux, contiennent des bacilles. Elle continue la médication jusqu'au 19 février 1895 ; à cette époque on ne constate plus de lésion pulmonaire, l'état général est excellent et elle n'a plus d'expectoration. Son poids est de 69 kilog. 625. Elle a augmenté de 20 livres.

IV. — Puis je trouve encore Aimée G..., lingère, dix-neuf ans, entrée avec les deux sommets pris, et présentant à gauche un souffle cavernuleux ; sans appétit ; toux persistante et crachats bacillaires. Elle commence le traitement le 11 juillet, et, quand elle sort, le 5 mars, on constate la disparition de toute lésion pulmonaire et des bacilles.

V. — Il en est de même de Jeanne D..., lingère également, qui entre à quinze ans, avec des antécédents hériditaires très graves. On constate des craquements du côté gauche.

État général mauvais. Bacilles nombreux. Elle cesse le traitement le 16 octobre, se trouvant parfaitement bien et ne présentant plus rien d'anormal ni à la percussion ni à l'auscultation.

Je pourrais encore vous en citer beaucoup d'autres, chez lesquelles nous avons obtenu des améliorations très réelles, alors que nous n'espérions plus rien. Je tiens seulement à vous dire que ces expériences, nous les avons nous-mêmes renouvelées ici, à notre clinique de la Tour d'Auvergne, et dans notre pratique ordinaire, avec le concours de M. le Docteur Rey, mon coadjuteur, et de mes très zélés chefs de clinique, MM. Clostre et Léon Audiganne. Les résultats ont été, à peu de chose près, les mêmes, mais cependant moins concluants et moins définitifs. Cela tient à ce que les jeunes malades étaient obligées de venir chaque jour, souvent de très loin et par tous les temps, pour suivre leur traitement, et elles rentraient chez elles retrouvant un air empesté et n'ayant bien souvent qu'une nourriture très insuffisante.

. . . .

Je vous ai dit, l'an dernier, les succès heureux que nous avions retirés des inhalations d'aldéhyde formique, et des injections sous-cutanées, d'un liquide composé de sérum artificiel et de sérum stérilisé de bouc, nous avons continué l'emploi de cette médication et nous avons toujours lieu de nous en féliciter. Nous surveillons attentivement les jeunes filles qui sont sorties guéries l'année dernière, et toutes ont continué pendant l'hiver de nous présenter un état de santé très satisfaisant !

Nous n'avons pas là le spécifique de la tuberculose, mais de tous les traitements que nous avons expérimentés, c'est certainement celui-là qui nous a donné les plus heureux résultats.

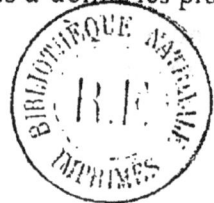

239

www.ingramcontent.com/pod-product-compliance
Lightning Source LLC
Chambersburg PA
CBHW060459200326
41520CB00017B/4853